JN109703

白斑は99%治る！

光線療法から外科的療法に転換
白斑先生の最新オペ療法
mMG

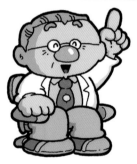

皮膚科専門医・再生医療認定医
新宿皮フ科院長

榎並寿男

アールズ出版

白斑は99％治る！

光線療法から外科的療法に転換
白斑先生の最新オペ療法mMG

序章

難治疾患といわれる白斑の治療法の "今" を知ろう

1章

白斑について正しく知るのは とても大切だ

最新オペ療法「mMG」とは
どんな治療法か

皮膚移植が不可欠な理由と
mMGのリスク

④章

mMGの実際の手順と
大切なポイント

付章

【白斑治療に関する悩み相談】

カヴァー・イラストレーション──勝川克志／装丁・本文組版──中山銀士＋金子暁仁

難治疾患といわれる
白斑の治療法の
"今"を知ろう

既存「光線療法」の限界と最新治療法

「白斑治療は大きく動いています。これからもさらに変わるでしょう。動きは急です。白斑療法から目を離さないでください」（『白斑はここまで治る』【改訂新版】まえがき／2008年11月刊行）

　白斑に苦しむ多くの患者さんや家族の皆さんに向けてこんな文章を書いてから、もう10年以上の月日が過ぎました。

　白斑先生が2008年に出版したこの本のメインテーマは、当時の最新治療法である「光線療法」でした。その"まえがき"で最新療法のさらに先、未来の白斑治療法の進化にまで言及したことになります。

　このとき白斑先生の目に、5年後、10年後に白斑の治療法がどう進化していくか、その姿やそこに至る道筋が具体的に見えていたかと問われれば答えはNoです。

　ただ、白斑という皮膚病が人類にもたらされて以来、一度として有効な治療法を手にすることがなかったのに、ミレニアムの声を聞いた2000年以降わずか数年で、新

しい光線療法が、白斑の症状を改善する可能性を高めたのです。

　そのスピード感に白斑先生は驚きました。これは停滞していた白斑治療が二歩も三歩も前へ動き出す予兆だと感じたのです。そして症状を改善するだけでなく白斑を完全に解消させる療法を手にするのもそう遠い時期ではないと考えたのです。

「白斑は治らない」とあきらめている多くの患者さんや家族の皆さんに、希望の光は手の届くところにあることを知ってほしいと切に願い、「白斑療法から目を離さないでほしい」と書いたのです。

　当時から10年余りが過ぎました。はたして、その白斑先生の予感は現実のものになったのでしょうか。難治疾患の白斑を治す、より有効な療法を獲得することができたのでしょうか。

　その回答が本書になります。

　まず結論から書くことにしましょう。

　想像したイメージより少し時間がかかりましたが、白斑を解消させる療法を白斑先生は手に入れました。

ただし、10数年前に手にした光線療法の延長線上に
あるものではない、まったく異なる治療法です。

　当時はナローバンドやエキシマライトといった光線療
法をより進化させて、患者さん一人ひとりに合った治療
法に質を高めることで白斑を治すことができると信じて
いたのですが、残念ながらこの考えは間違っていました。

　この10年余のあいだに、光線療法の限界を知ること
になり、まったく別のアプローチから新たな白斑療法に
たどりついたのです。

光線だけに頼る治療法で白斑の解消例なし

　本書で紹介する最新療法は、mMG（マシンによるミニ
グラフト）と名付けた極小皮膚片の自己移植による白斑
治療法です。その詳しい内容については本編に譲ります。

　このmMGは、これまでの白斑治療で行われてきた光
線療法と比較すると、その有効性において次元が数段異
なる治療法だと確信しています。

「次元が異なる」と表現する理由について、この序章で
触れておきたいと思います。

現在、白斑治療の主流になっている光線療法は、それまで困難だった「白斑の一部に色を戻す（色素再生）」ことを可能にしました。

　しかし、残念なことにこの色素再生は、人によって、また白斑の部位によって千差万別、さらに症状が改善に向かう時期においても、また改善の状態を維持・継続するという点においても予測がまったく立たない、つまり不確実なものでした。

　色が失われた白斑の一部に健康な肌色が戻る人もいれば、まったく戻らない人もいました。色が戻りやすい部位もあれば、どれだけ光線を照射しても色が出づらい部位もあります。

　2、3カ月で白斑の一部に色が出る患者さんもいれば、1年以上かかってようやく色が戻りはじめる人もいます。

　また光線照射を1年続けて色素が戻りはじめた人でも、2年目に入るとそのスピードが極端に鈍るケースがよくありました。

　もっというと、光線療法を2年、3年と忍耐強くつづけて、ようやく順調に色素が戻りはじめ、白斑を解消できるかもしれないと期待したとたんに、再度色が失われる、つまり白斑が再拡大する症例にも頻繁に出会いました。

白斑先生の病院に光線治療のために通院してくる白斑の患者さんはここ10年来、月平均約500人で推移してきました。一人の患者さんが週1回通院するとしてひと月に延べ2000回の光線照射を行ってきたことになります。年間で2万4000回。10年で延べ24万回の光線治療を行ってきました。

　その膨大なデータからはじき出される治癒率——光線療法をはじめて1年後、白斑部の面積の50％以上に色素が戻る患者さんの割合、つまり白斑の面積が半分になる症例の割合は約30％といったところでしょう。

　さらにもう一段階、白斑が改善に向かい白斑の面積の75％に色素再生が起きる割合となると、治癒率は大幅に下がって10％を下回ります。

　そしてなによりも残念なことに、これまで光線による治療のみで白斑を完全に解消できた事例が皆無という事実を特記しなければなりません。

最新療法による異次元の治癒率99.7％

　さて、この光線療法に対して本書で紹介する最新の白斑療法「mＭＧ」の有効性についてお話ししましょう。

先ほど治療効果において“異次元”と表現した根拠が明確になると思います。

　なにをもって異次元と表現したかというと、先述した治癒率の劇的な改善であり、治療に要する時間の大幅な短縮です。

　そして最大の進歩は、白斑を100％解消する、つまり白斑を消し去ることが可能だということです。

　これまで大小さまざまな白斑の1000件を超える症例でmMGを実施してきました。そのなかで色素再生に至らなかったケースがどれくらいあったかというと、わずか3例です。つまり1000症例のうち997例で色素再生が実現しました。

　しかも期間は1年後の話ではありません。わずか2カ月後です。mMGを1回実施して2カ月の時点で白斑部の面積の50％以上に色素が戻る患者さんの割合、つまり治癒率は99.7％ということになります。

　光線療法による1年後の治癒率は先ほど30％と書きましたね。それがmMGによる治療を行うと、2カ月後の治癒率が99.7％です。“異次元”と表現した根拠です。

成果がなかなか見えない光線療法を、ただただ忍耐をもって続けていたころ、患者さんのほとんどはつねに大きなストレスを抱えていました。

　白斑部に色が出るのか出ないのか、いつ出るのか、ずっと出ないのか、と悩む日々がつづきました。

　幸いに白斑部に色が戻りはじめた患者さんは、今度はこの色素再生がいつ止まるのか、再拡大することはないのかと不安におののく日々が待っていました。

　mMGはそうしたストレスを完全に解消させました。100％と言い切れないのがもどかしいところですが、mMGは白斑部に色素再生を起こすことをほぼ確実にしたのです。

　あとはこの再生した色素をどうやって持続させるか──。本書ではこの維持療法についてもはっきり提示したいと思います。

　では、mMGの実施から2カ月以内で白斑がどの程度解消するか、具体的にこの序章で最新の症例を示したうえで本編に入ろうと思います。

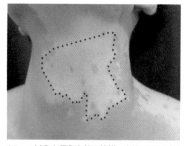

17歳で白斑を発症したAさんのケース
22歳／男性／汎発型白斑　mMG実施対象：首の前部

A1　mMGを行う直前の状態。点線で囲んだ部分にmMGを実施

A2　mMGを行った1カ月後の状態

表A

皮膚移植（mMG） 実施時期	移植皮膚片のサイズ		移植皮膚片の数
	直径	深さ	
2021.05	1.0ミリ	1.5ミリ	600個

最新療法mMGのBefore & After

　直近（2021年）のmMGの施術例からその治療効果を明確に示す症例をふたつ紹介したいと思います。ひとつは汎発型、もうひとつは分節型の症例です。

　2例ともに2021年5月にmMGを実施しました。それぞれmMG実施前と実施後の写真を掲載します。ビフォー＆アフターといったらわかりやすいでしょうか。

ひとりは22歳の男性Ａさんです。17歳のとき白斑を発症。顔や首、肩、背中など、白い斑紋がカラダ中いたるところに広がる汎発型白斑です。

　今回、ｍＭＧを実施したのは、首からあご、そしてほおに広がる白斑のうちの一部、写真Ａ１の点線で囲んだ首の前部です。

　彼自身の頭皮から健康な皮膚片600個（直径1.0ミリ、深さ1.5ミリ）を採取し、この極小皮膚片を白斑部にドット状（網点状）に移植しました。頭皮の皮膚片がなぜ移植に適しているかについてはあらためて本編で触れたいと思います。

　術前の写真Ａ１と術後１カ月の写真Ａ２を見比べてみてください。一目瞭然ですね。ｍＭＧを行った白斑部に色素が戻っているのがはっきりわかると思います。

　ちなみに術後１カ月の写真Ａ２で、移植部が周囲の肌より若干黒ずんで見えるのは、極小皮膚片をドット状（網点状）に移植後、色素を白斑部全体に広げるために光線を照射したことによる黒ずみで、いわば日焼け跡です。1〜2週間で周囲の肌色に馴染んできます。

58歳／男性／分節型白斑　mMG 実施対象：顔面（左こめかみ）

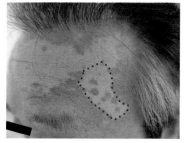

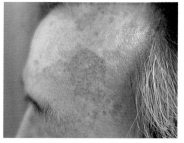

B1　mMG を行う直前の状態

B2　mMG を行った1.5カ月後の状態

表B

皮膚移植（mMG） 実施時期	移植皮膚片のサイズ		移植皮膚片の数
	直径	深さ	
2021.05	1.0ミリ	1.5ミリ	100個

　もうひとりはBさん、58歳の男性です。この方は分節型白斑で3年前に発症。ある大学病院で光線治療を受けていたのですがなかなか症状が改善せず、その担当医の紹介状を携えて今年（2021年）1月に白斑先生のもとを訪ねてきました。

　Bさんは額の中央から左サイドに広がる白斑にmMGを受けたいという要望でしたが、慎重を期してとりあえずその一部であるこめかみ部分（写真B1）に試験的にmMGを実施し、その結果が良好であれば白斑部全体にmMGを行う方針を立てました。

術前の写真Ｂ１と術後１カ月半の写真Ｂ２を掲載しました。点線で囲んだ小さな白斑部に、Ａさん同様に頭皮から健康な皮膚片100個（直径1.0ミリ、深さ1.5ミリ）を採取し、これを白斑部にドット状（網点状）に移植しました。

　彼の場合は１カ月半で、すでに周囲の健康な皮膚に馴染むところまで回復していることがわかるでしょう。

　この結果を受けてＢさんは残りの白斑部については、2021年の秋にｍＭＧを行う予定を組んでいます。

　Ａさんは約４年、Ｂさんは約３年にわたり光線療法を受けてきました。その間、色が出たといって胸をときめかせ、そのペースが鈍ったといって落ち込み、日々一喜一憂しながら過ごしてきました。

　ｍＭＧを行ったあと、通常１週間ほどすると患部を保護するシートを外せるのですが、ＡさんもＢさんもその直後からｍＭＧの次元の異なる有効性を実感したといっています。

　日一日と白斑部に色が戻る様子を自分の目で実感できるからです。

さて、前振りはこの辺りでお仕舞いにして本編に移ることにしましょう。

　なお1章では白斑という皮膚病の基本的な情報──白斑はどんな病気かとか白斑を発症する原因はなにかといった情報に触れています。そうした基本情報を正しく把握することはとても大切です。ただ、そうした内容はもう十分わかっているという読者もいらっしゃることでしょう。そんな方は2章から読み始めていただいても差し支えありません。

白斑について
正しく知るのは
とても大切だ

白斑とはどんな病気だろう？

　白斑という病気は、皮膚の一部から色素が抜け、白い斑紋が広がる皮膚病です。正式な病名は尋常性（じんじょうせい）白斑。尋常性とは「ふつうの」という意味です。読者の皆さんにとってこの「ふつうの」という言葉はあまり意味をもたないので、本書では簡潔に「白斑」と表記したいと思います。

　白斑は大きく分けて2種類に分けられます。

①汎発型白斑
②分節型白斑

　この2つです。汎発とはカラダのどこにでも発症するという意味です。顔や頭、首、胸や背中、腕に手足、全身いたるところに白斑が広がっていきます。右ページの写真Ｚ１～3が汎発型です。

　これに対して分節型の白斑の場合は、カラダの半分、左右どちらかに発症します。顔や首、手に腕、そして脚部や足、すべてカラダの左右どちらか片側に、神経に

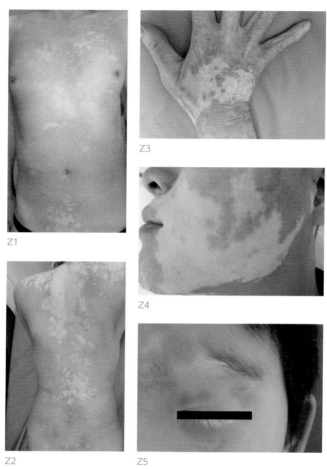

Z1

Z2

Z3

Z4

Z5

白斑は性別、年齢、人種にかかわりなくだれでも発症する可能性がある。汎発型白斑（写真 Z1〜3）はカラダのいたるところ、どこにでも白斑が広がる。一方分節型白斑（写真 Z4〜5）の場合は神経に沿ってカラダの左右どちらか片側に白斑が出現する。

沿って斑紋が広がります。写真Ｚ４〜5が分節型です。

　この皮膚病は命にかかわる病気ではありません。かゆみや痛みもありません。またほかの臓器などに悪影響をおよぼす病気でもありません。人にうつすこともありません。

　そう説明すると、白斑をよく知らない人はさして怖い病気ではないと思ってしまうかもしれませんね。でも、そうではないと皆さんはよくご存じでしょう。

　白斑は患者さん本人にとって、また家族にとっても心の負担がとても重い皮膚病です。

　ふだん露出することが多い顔や首、手足などに不自然な白い斑紋が大きく広がっていたら、どんなに入念に化粧をしても隠しきれるものではありません。いつだって周囲から奇異の目を向けられることになります。

　とくに幼い子が不幸にして白斑を発症したケースでは、女の子であれ男の子であれ、わが子の将来を心配する親御さんの心の痛みはひと言では言いあらわせません。

　かつて、こんなこともありました。小学校に通うお嬢さんの白斑がなかなか改善せず、ある治療を継続する、

しないで父親と母親が激しく対立、さらに祖父母がそこに加わって、家族を二分する深刻な不和に発展してしまったのです。当事者だけではどうにも解決できず、共通の知人を介して白斑先生のところに相談にやってきたこともありました。

　世間の人たちは白斑という病気のことをほとんど知りません。なぜなら、この皮膚病に関する情報に接する機会がほとんどないからです。

　白斑をもつ人を目の前にして、多くの人はどんな言葉を掛けたらよいかすらわかりません。

　そして、情報をもたないがゆえに、白斑の人に対して罪作りな行動をとってしまうこともあります。人から人にうつる病気ではないのに、思わず接触を避けるような差別的な行動をとってしまうことが多いのです。

　こんなことが日常的に起きます。白斑をもつ人はどうしてもうつむき加減になり、人前に出るのが怖くなって、閉じこもりがちになってしまうケースがとても多いのです。

　近年、白斑先生の病院では皮膚科に併設してメンタルケアの部門を置きました。心のケアが欠かせない皮膚病

だからです。

　かつて寿司屋の職人さんが白斑先生のもとにやってき
たことがあります。50代なかばでした。彼の手と、二
の腕から前腕にかけて白い斑紋がはっきり浮き出ていま
した。

　握り寿司を差し出す職人の手に白いまだらの斑紋が浮
き出ていたら、どうしたってお客に不快感を与えてしま
います。

「お客さん、嫌ですよね。そんな職人が握る寿司を食べ
るの……。このままでは仕事をやめざるをえません」と
言って、涙をにじませました。白斑を発症することで長
年続けてきた仕事を失うことも起こりうるのです。

白斑はどんな人がかかる病気ですか？

　白斑はだれでも発症する可能性がある病気です。長ら
く原因は解明されなかったものの、いまではおおむね自
己免疫疾患、つまり免疫機能が過剰に働くことによって
引き起こされる皮膚病と知られています。

　本来、人が自然な肌色を維持しているのは、皮膚にあ
るメラノサイト（色素細胞）という細胞がその役目を

担っています。とても大切な仕事をしている細胞なのに、免疫機能が暴走すると、このメラノサイトをカラダに害を与える"異物"と誤認して、「メラノサイトを攻撃せよ」というスイッチがＯＮになってしまうのです。

　この免疫の暴走によってメラノサイトは破壊され、肌から色素が抜けて白斑を発症すると考えられています。

　この免疫機能が過剰に反応する状況を生むきっかけはなんでしょうか。その直接的な原因は皮膚の表面に生じる「傷」です。

　切り傷や擦り傷、刺し傷は言うにおよばず、虫刺されや掻きこわし、薬品や化粧品による肌荒れ、さらに日常生活で避けようのない日焼け等のミクロの傷も、一部の体質をもつ人の免疫機能を暴走させるきっかけとなるのです。

　それがどんな体質の人かは分かっていません。おそらく数多くの因子が関係する複雑な仕組みではないかと考えられています。そしてこの体質は、白斑を発症するかどうかは別として、遺伝性の可能性が高いと考えられています。なんとも厄介な話ですね。

白斑は、男性と女性のあいだに発症の差はありません。年齢でみると一般的に30〜50歳代で発症するケースがもっとも多いと言われていますが、白斑先生のデータによるとおおむね幼児から高齢者まで幅広い年齢層に患者さんがいます。

　また、白斑は白人、黒人、黄色人種など皮膚の色にも左右されません。世界中で人口の1パーセント前後の人が白斑といわれているので、7000〜8000万人くらいの人が白斑に苦しめられていると推測できます。

　ちなみに、白斑は肌の色素が抜けて白色の斑紋が広がる皮膚病ですから、肌の色が濃い人ほど白斑が目立ちます。白人に比べて有色系の人々の白斑はどうしても目立ってしまうのです。

　2009年に亡くなった米国の歌手、マイケル・ジャクソンさんも白斑に苦しめられたことが知られています。ただこれが公表されたのは、亡くなった後、司法解剖が行われてからのことでした。

　世界最高のエンタテイナーとして華やかな活動を繰り広げる裏で、黒人ゆえにより目立つ白斑に悩み苦しんだに違いありません。

おそらく、当初は化粧によって白斑部を覆い隠しながらさまざまな治療を受けたことでしょう。

　ただ1990年代までは白斑の改善に役立つ有効な治療法はほとんどありませんでした。完治への道が遠いと悟ったとき、彼が次に試みた治療は、白斑部の周囲に広がる健康な皮膚から色素を抜く、つまりカラダ全体を白っぽくすることで白斑を目立たなくする方法だったのではないかと推測できます。

　"過度な整形手術"と揶揄されたこともありました。のちには"彼は白人になろうとしている"と批判されたこともあったと聞いています。

　白斑による苦しみなど知りようのない人々のいわれなき誹謗中傷といっていいでしょう。これが彼にとっていかに残酷なものであったか、どれだけ彼の心を蝕んだか想像もできません。

白斑は治りますか？

　白斑は古くは「白ナマズ」と呼ばれていました。いったいいつの時代から人々を苦しめてきたかは定かではありません。

そして世間では、長いあいだこう言われてきました。「白斑は治らない」と。

　それが常識のように語られてきたのです。

　そう、2000年、ミレニアムの声を聞くまでは、たしかに治らない病気でした。そのせいで治療を受けても治らないと思い込んでいて、通院すらしていない人が今もたくさんいます。とくに高齢の人にその傾向があります。

　白斑先生のもとを訪れる患者さんも、初診時、例外なくこう尋ねます。

「この白斑は治りますか？」

　この問いかけに白斑先生はあっさり、こう答えます。

「治りますよ」

　すると大多数の患者さんは、言葉に詰まり、怪訝そうな表情をみせます。おそらく想像した答えとあまりにかけ離れているので戸惑うのでしょう。

　白斑先生の病院にやってくる患者さんの多くは、たいてい大小さまざまな皮膚科で白斑治療を受けた経験がある方たちです。人によっては、複数の病院で十数年にもわたって白斑治療を受けてきた人もいます。

　期待する治療効果が出ないこれまでの長く苦しい経験

と、白斑先生の口から出た「治りますよ」という言葉のあいだに、すぐには納得できないギャップを感じるのでしょう。

　患者さんたちの話を聞くと、たいていの皮膚科の先生は「治る」とも「治らない」とも明確には答えてくれないそうです。

「治りにくい……」

「治る人もいるけれど、治らない人もいる」

「個人差が大きい」

「治る可能性もあるけれど、あまり期待しない方がよい」

　などなどです。

　皮膚科医のこうしたあいまいな発言の背景には、白斑治療に精通する皮膚科医が極端に少ない現実があります。最新の療法や適切な治療システムがあったとしても、それが広く普及することなく、またこうした最先端の情報は患者さんの耳に届きづらい状況が今もつづいています。

　そんな環境ですから、患者さんが街なかに数多くある皮膚科のひとつに通い治療を受けたとしても、適切な治療を受けることができず、症状の改善もないまま悩ましい日々を延々と過ごすケースが多いのです。

先ほど一般社会で白斑への認知度が低いと書きました。悲しいことに、医療の世界においてさえ、同じ状況が見て取れます。過去数十年を振り返ってみても、克服すべき難病として白斑に高い優先順位が与えられることはありませんでした。これは私を含め皮膚科専門医全体の怠慢といっていいでしょう。

　こうして完全治癒に向けた社会的要請が高まることなく、また、患者さんにとっていかに辛い病気であるかについて社会の理解を得られないまま、白斑は長年「治らない病気」として放置されてきたといっても言いすぎではないでしょう。

　その結果、多くの白斑患者が治療をあきらめ、ただただ耐え忍ぶ時間を過ごしてきたと思うと胸が痛みます。

　しかし、時代は大きく変わりました。この20年で白斑は「治らない病気」から「改善する病気」へ、そして今、「治る病気」へ確実に歩みを進めています。

「序章」でも触れたように2000年代初期には白斑の症状をある程度改善させるナローバンドやエキシマライトといった光線療法に期待が高まり、ここ10年ほどはこ

34

の光線療法が白斑治療の主流になっています。

　またその後、白斑先生は10年以上の月日をかけて、本書で紹介するmＭＧ（マシンによるミニグラフト）という外科的療法によって、光線療法の限界を克服し、念願だった白斑症状の解消を実現させるところまでたどり着いたのです。

　白斑に苦しむ皆さんに、そしてその家族の皆さんに、もう一度声を大にして伝えたいと思います。

　白斑は治ります！

　99％解消できます。

　勇気をもって挑戦していただきたいと思います。

最新オペ療法
「mMG」とは
どんな治療法か

最新オペ療法「mMG」のイメージをつかもう

　本書のメインテーマである白斑の最新オペ療法「mMG（マシンによるミニグラフト）」について、ほとんど説明のないまま序章ではいきなり2つの症例を掲げてしまいました。

　それというのも、mMGの治療効果についてその異次元ぶりを、とにかく本の冒頭で知ってほしいと考えたためですが、ちょっと前のめりにすぎると指摘されそうですね。

　mMGとはいったいどんな療法なのか、2章ではテンポを少し落として、じっくりわかりやすく解説したいと思います。

　mMGをひと言でいうと皮膚移植手術です。健康な肌色を維持する皮膚を白斑部に移植して白斑の解消を目指すものです。

　健康な皮膚をどこから持ってくるかというと、白斑患者本人です。白斑を発症していない健康な肌色を保っているところから皮膚片を採取します。

ただ、皮膚移植といってもこの移植する皮膚片は極小で、ひとつの皮膚片の大きさは直径１ミリ前後、深さ1.5ミリという円柱状の極小皮膚片です。

　この皮膚片には正常に働いているメラノサイト（色素細胞）やメラノサイトを増殖させる皮膚の組織が含まれています。その仕組みが健康な肌色の源泉なのです。その力を借りて白斑部に色素を再生させようとするものです。

　ではこの極小皮膚片をどのくらいの数を移植すればよいかというと、これは白斑の面積に応じて決まります。最小で100個、最大で1000個まで1回の手術で移植が可能です。

　このとき使用するメスは特殊です。刃先が極細の円筒形で、これが電動で高速回転して極小皮膚片を瞬時に切り取り、次に、これを白斑部にドット状（網点状）に埋めこみます。

　言葉で説明してもなかなかわかりづらいと思うので、簡単なイメージ図を用意しました。

　次ページの図は10ミリ四方の小さな白斑に直径0.8ミリの極小皮膚片を36個移植するケースを拡大して表し

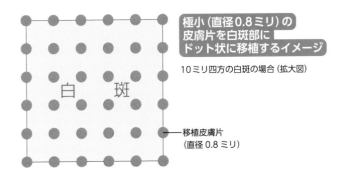

極小（直径0.8ミリ）の
皮膚片を白斑部に
ドット状に移植するイメージ

10ミリ四方の白斑の場合（拡大図）

白　斑

移植皮膚片
（直径0.8ミリ）

たものです。

　通常こんな小さな白斑にmMGを行うことはありませんが、ここはあくまで解説用の事例としてご理解ください。

　ベージュ色で示した正方形がmMGを行う白斑部だとしましょう。ここにまず、移植する皮膚片を挿入する孔を緑点のようにドット状にあけます。次に健康な皮膚から採取した極小皮膚片をこの孔にひとつずつ移植、埋めこみます。

　そしてこの皮膚片に含まれるメラノサイトやメラノサイトを増殖させる組織の働きによって、ドットとドットのあいだの白斑部に色味を広げて白斑を解消させることになります。

最新療法であるmMGをもっとも簡潔に説明したつもりですが、どうでしょう。mMGのイメージを大雑把にでもつかんでもらえたでしょうか?

負担が軽い極小皮膚片の移植

皮膚移植という言葉を使うと読者の皆さんにはとても大きな手術という印象を与えるかもしれませんね。

かつてmMGを患者さんに説明する際、皮膚移植という言葉を聞いた多くの患者さんは、こう反応しました。「大やけどを負ったときにやるやつですか?」と。

読者の多くも皮膚移植と聞けば真っ先に思い浮かべるのは、そうした大掛かりな外科的手術かもしれませんね。

しかし、mMGはそれとまったく異なります。

まず入院の必要はありません。たとえば移植する極小皮膚片が300個程度であれば、1時間程度で移植手術は終わります。

比較的負担が軽い手術であることがわかると思います。とは言うものの、カラダにメスを入れることに変わりはありません。できることなら手術など行わずにすむならそれに越したことはないのですが、白斑を完全に解消す

るためにはこの手術は避けて通れません。その理由については次章で明らかにしたいと思います。

さて、術後5日ほどは患部を保護するためにシートで覆いますが、移植片が白斑部にちゃんと生着したと確認できた段階で保護シートを外します。

皮膚環境が比較的整った人——メラノサイトが正常に働きやすい環境をもつ人のケースでは、網点状の小さな色味は、早くもこの段階から周囲の白斑部に広がりはじめます。

ただし色が広がるまでに少し時間を要するケースもあって、その場合は光線を活用してメラノサイトの活性化を促し、白斑部に色味を広げていくことになります。

極小皮膚片の移植を可能にした"道具"

皮膚科診療では長年、パンチと呼ばれる極小皮膚片を採取する道具（円筒形の極小メス）を検査用に用いてきました。

診察の際、どんな皮膚病か特定しづらいときにこのパンチを用いて患部から直径1ミリほどの極小皮膚片をひ

とつ採取し、詳細な分析を行って病気を特定したのです。この検査をミニグラフト（ＭＧ）と呼んできました。

　このミニグラフト（ＭＧ）という検査法を発想の原点にして、皮膚移植の手法として大胆に進化させたのがこの極小皮膚片の移植術ｍＭＧです。

　先ほど移植する皮膚片の数は100個から1000個と書きましたが、これが10個や20個だったら前述した検査用の手動パンチを用いて手作業で移植を行うことが可能です。でも、ほとんどの白斑ははるかに大きく、そんな数では到底足りません。

　一般的なケースでも300個から500個という大量の皮膚片を採取し、白斑部に移植しなければなりません。そうなると、手作業による施術では不可能です。

　パンチに代わる高精度でしかも短時間での施術を実現する"道具"が欠かせません。電動で超高速回転する極細の円筒状メスを独自に開発したことで、この極小皮膚片の移植が可能になりました。

　本書では手作業のＭＧと区別してｍＭＧ（マシンによるミニグラフト）と呼んでいます。

　このとき使用する電動のメスについてもう少し詳しく

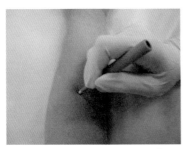
W1　皮膚科診療で検査に用いる手動のパンチ

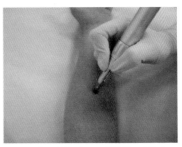
W2　電動で高速回転する円筒状の小型メス。白斑部に皮膚片を移植する孔を開ける際に、また、他の部位から移植皮膚片を採取する際に用いる。

触れておきたいと思います。

　先端は円筒状のメスになっていて、電動で1秒間に最大700回転という高速回転が可能です。シャープペンシルの先端が鋭利なメスで、これが高速回転して瞬時に皮膚片を切り取るイメージでしょうか。

　高速回転するので切れ味はより鋭く、白斑部にひとつの孔をあけるのも、また健康な皮膚片をひとつ採取するのも一瞬です。

　ここはこの移植手術の成否を左右する大切なポイントのひとつです。

　白斑部に皮膚片を移植したあと、よりスムーズな色素再生を可能にするためには、移植する皮膚片のメラノサイトや周囲の皮膚細胞を傷つけるのを極力避けなければ

なりません。

　手の感覚に頼ってパンチを使い白斑部に孔を開けたり、移植皮膚片を切り取ったりという作業をしたら、切り口はギザギザで余計な傷もつくし、サイズも不揃いにならざるをえません。よりスムーズな色素再生を期待したところで成功はむずかしいでしょう。

　また極小皮膚片の移植は時間との勝負でもあります。皮膚片はナマモノです。しかも極小です。まごまごしていたら乾燥してしまいます。とにかくオペ時間の短縮が至上命題なのです。

　こうした理由から、ｍＭＧには鋭利な電動メスの存在が欠かせないのです。

ｍＭＧの基本的なカタチ

　この極小皮膚片の移植という最新の治療法への挑戦をスタートさせたのは10数年ほど前のことです。

　当時は新しく始まったばかりの光線療法で白斑を治すことができると信じていたので、皮膚移植のような外科的手術を伴う療法は必要ないと考えていました。

　しかし、光線療法でどれだけ工夫しても色素再生が起

きないケースに頻繁に出会いました。とくに分節型白斑ではそんな症例が頻発しました。

　そう、光線療法は汎発型白斑には比較的よく効くのですが、分節型ではなかなか効果が表れないのです。

　その中でも治療が困難だったのは手足の指の背にある白斑です。まったく色が出ないのです。その兆候すらつかめませんでした。

　こうした難治の患者さんの白斑をなんとかできないか──。光線療法に代わる別の治療法がないかと考えて、皮膚移植の研究に着手したのです。

　当初はごく小さな白斑を対象にして、先述したパンチを使い10個とか20個という極小皮膚片を手作業で採取し、移植するというところから挑戦が始まりました。

　白斑先生は研究医ではありません。臨床医です。白斑先生を信頼してくださる何人もの患者さんに、色素再生の可能性とリスクを理解してもらったうえでこの挑戦に協力してもらいました。

　こうした過程を経て、現在行っている最新のmMGの原型といえる皮膚移植法にたどりついたのは、ちょうど今から6年ほど前、2015年のことです。

その当時、白斑先生を訪ねて中国・大連からやってき一人の患者さんの症例をここで紹介することにしましょう。

　現在行っている最新のｍＭＧと比較すると、はるかに長い時間をかけ、治療効果を見極めながら慎重に進めたケースですが、この事例を見ることでｍＭＧの基本のカタチを理解してもらえるでしょう。

わずか1週間で広がった白斑の治療例

　仮にＣさんと呼ぶことにしましょう。2015年の初夏、彼は父親と親族4人に伴われて診察室に入ってきました。中国から白斑の患者さんが訪れるのはそれほど珍しいことではありません。中国語が堪能な看護師も在籍していたので対応に苦慮することはありませんでした。

　それでも小さな診察室に6人もの中国の方が入ってみえたのには少々驚きました。話を聞くと、その親族の内の一人が日本在住で、白斑先生の病院の存在を知り、Ｃさんに紹介したようです。

　彼にとってこの時期に白斑先生の診察を受けたのはと

ても幸運でした。

なぜかというと、皮膚移植による治療法の研究を始めて8年ほどが経過していて、臨床例も数百件を超え、さまざまなノウハウが蓄積されたうえに、多くのケースで白斑の解消に成功していたからです。

Ｃさんと父親に向かって、自信をもってこう言うことができました。

「治りますよ」

はるばる中国・大連から父親や親族を伴って東京・新宿までやってきてくれたのだから、がっかりさせてはいけないと考えて、調子のよい話をしたのではありません。

後年になってこの初診の日のこと振り返って、Ｃさんは、「治癒を請け負う医者がいるなんて信じられなかった」と言っています。

初診時Ｃさんは21歳。顔左半分、耳の下からほお、そしてあごにかけて大きな白斑が広がっていました。分節型の白斑です。（写真Ｃ１参照）

父親いわく、「大切な跡取り息子なので、なんとしても治してほしい」と必死の形相で白斑先生に訴えました。白斑先生にはそうせざるをえない父親の気持ちが痛いほ

21歳／男性／分節型白斑　mMG実施対象：左顔面

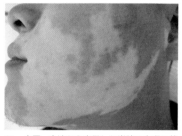 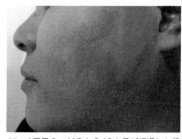

C1 中国・大連から来日した当時の白斑の状態。1回目のmMGを行う。（2015年8月）

C5 4回目のmMGから12カ月が経過した段階で撮影。白斑はほぼ100％解消した。

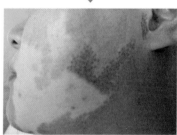 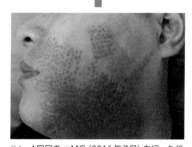

C2 1回目のmMGを行った4カ月後の状態。

C4 4回目のmMG（2016年7月）を行った後の状態。

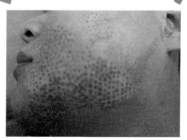

C3 2回目（2015年12月）と3回目（2016年1月）のmMGを実施。

どわかります。

　Ｃさんの説明によると、発症したのはちょうど2年前のこと。わずか1週間で白い斑紋がみるみる広がったそうです。

　その年は大学入試があった年でストレスが過度にたまっていた時期だといいます。

　中国の大学入試といえばガオカオ（高考）と呼ばれ、中国全土で1000万人を超える受験生が一発勝負で挑む過酷な入試制度として知られています。中国ではこの合否が人生を左右するといわれていて、受験生本人だけでなく家族一丸となって取り組む一大イベントなのだそうです。

　ちなみに白斑を発症する原因にストレスを挙げる専門家もいますが、その根拠が明確になっているわけではありません。

　Ｃさんは発症から2年にわたり、地元大連はもとより北京の大病院など数々の病院を訪ね歩き、治療を受けてきたようです。内服薬と外用薬が中心だったようですが、効果は薄く改善は見られなかったといいます。いずれも

漢方によるもので白斑先生は専門外なので詳述は避けます。

色素再生に要する時間を大幅に短縮

　この皮膚移植による治癒率（白斑部の50％以上に色素が再生する割合）はその当時で、すでに90％台後半でした。

　そして特筆すべきことは、白斑の改善に要する時間の短縮でした。皮膚移植による治療法を取り入れることで、それ以前の光線療法で白斑部に色素が戻るまでに要した時間が大幅に短くなったことがデータ上で明確になっていました。

　こうした治療効果を丁寧に説明すると、Ｃさんと父親はその場でｍＭＧによる皮膚移植に挑戦することを決断してくれました。

　早速、治療プランを練りました。長期間日本に滞在してもらうのは不可能です。また白斑の面積も大きいことから、皮膚移植を4回に分け、術後の経過を確認しつつ、時間をかけて治療を進めることにしたのです。

　初診の翌月に第1回目のｍＭＧを行い、次に来日が可

能な4カ月後の年末から年始にかけて2回目と3回目、そしてさらに半年後の翌年夏に4回目。その都度来日してもらうスケジュールでした。（表C参照）

通常、国内在住の患者さんであるなら、4回に分割したとしても、2、3カ月あれば十分です。そこを丸1年かけて慎重に進めるわけです。

ただし、1回の移植手術は1、2時間ですみます。前述したように入院の必要はありません。ただ移植した皮膚が定着するのを確認するのに5日ほどを要します。

海外からの患者さんには1回の施術にどうしても1週間弱は滞在してもらうことになります。

移植する皮膚片はどこから採取するのがよいか？

もう一度症例写真を見てみましょう。（49ページ）

写真C1は術前の白斑の状態です。顔にこんな白斑がまだらに広がっていたら本人はとても辛いですね。

C2は第1回目の術後4カ月、2回目のmMGの直前に撮影したものです。この1回目の移植では、左耳の下からほおの上部までの白斑部が移植対象です。

まず、移植に先立って、白斑部に直径1ミリ、深さ

表C

皮膚移植(mMG) 実施時期		移植皮膚片のサイズ		移植皮膚片の数
		直径	深さ	
第1回	2015.08	1.0ミリ	1.5ミリ	250個
第2回	2015.12	同	同	285個
第3回	2016.01	同	同	255個
第4回	2016.07	同	同	140個
			合計	930個

1.8ミリの孔を250個あけました。移植する極小皮膚片を挿入する孔です。

　次にCさんの健康な皮膚片を本人の背中から250個採取しました。直径1ミリ、深さ1.5ミリです。

　白斑部にあけた孔より0.3ミリ短く設定するのは、移植した皮膚片が剥がれ落ちるのを防ぐためです。

　ちなみにこの当時（2015年）は、移植する健康な皮膚片を患者本人の背中から採取していました。日常生活で日光から保護されていてメラノサイト（色素細胞）がより元気な状態を保っていると考えたからです。そして背中であれば皮膚片を採取しやすい利点もあります。

　ただ、その後は背中から採取するのをやめ、序章で紹介した症例のように頭部、それも後頭部から健康な皮膚片を採取する方法に変更しました。白斑部に移植したあ

との色素再生がはるかに確実かつスムーズであることが判明したからです。

　毛髪によって保護されている頭部の皮膚のメラノサイトは、背中のそれよりも格段に元気な状態を保っていることがわかります。

白斑の解消とカラーマッチング

　さて、話を元に戻しましょう。写真Ｃ２（49ページ）を見てください。

　移植から４カ月が経過し、移植したドットとドットのあいだに色素が広がっているのが見てとれると思います。移植した皮膚片のドット状の跡がうっすらと残っていますが、移植を行っていない周囲の白斑部とは明らかな違いがわかると思います。

　次に写真Ｃ３を見てみましょう。これは２回目（285個）と３回目（255個）の移植手術後に撮影した写真です。あご部分が２回目、そしてほおの周辺が３回目の移植対象です。

　１回目の移植部（耳の下）についてはすでに５カ月が

経過していて、Ｃさんの本来の肌色にほぼ馴染んでいるのがわかると思います。

この治療効果を見極めた彼は安心して2回目と3回目の移植手術に臨めたはずです。

あご部分（2回目）はドットとドットのあいだにはっきり色が戻りはじめているタイミングです。3回目のほお周辺については、ドット状の模様がまだ鮮明に残っています。

最後の4回目の移植後の写真がＣ4です。上唇の上部に140個の皮膚片を移植しました。これで移植した極小皮膚片の数はトータルで930個になりました。

そして最後の写真Ｃ5が4回目の移植から12カ月が経過した段階の写真です。術後の経過をチェックするために来日してもらったのです。

白斑のすべてが解消したのはだれの目にも明らかです。そればかりか、カラーマッチング――Ｃさん本来の肌色にどれだけ馴染んでいるかという点においてもきわめて良好です。

あえて指摘すれば、移植部にある若干の黒ずみが気になるかもしれません。これは序章で紹介したＡさんの症例と同様で、術後12カ月の診察の際、写真の撮影前に

行った光線治療による一時的な日焼けによるものです。
しばらくすれば解消します。

　6年前のＣさんのケースを直近の治療例と比較すると、
白斑が解消するのにはるかに長い時間がかかりましたが、
Ｃさんにとってこの挑戦は計り知れない喜びをもたらす
ことになりました。後日、丁寧にしたためた礼状が中
国・大連から届きました。
「1回目の手術から1カ月もしないうちに効果が表れは
じめたときは本当に嬉しかった」と綴っていました。発
症から2年、親戚や友人があらゆる伝手をたどって治療
法を探してくれたけれど、それが無駄に終わったこと、
最後にたどりついた白斑先生の病院で皮膚移植にトライ
するしかないと考えたことなどが事細かに記されていま
した。
　白斑先生にとっても、Ｃさんのケースは記憶に深く刻
まれた症例になりました。この時期を分岐点に、極小皮
膚片の移植を中核に据えた新しい治療システムを構築す
る転換点になったからです。

　さて、ここまで本書のメインテーマである最新オペ療

56

法のイメージをつかみ、現在のmMGの基本形となった6年前の症例を具体的に紹介することで、mMGと名付けた皮膚移植術の概要をお伝えしました。

　次章では、白斑の完全な解消のために皮膚移植という外科的処置が必要な理由と、この皮膚移植に伴うリスクについて考え、最新オペ療法mMGの理解をもう一歩深めることにしましょう。

3 章

皮膚移植が
不可欠な理由と
mMGのリスク

皮膚移植という手術に感じる不安について

　どんな病気でも、新しく開発した治療法を患者さんに受け入れてもらうのは、けしてやさしいことではありません。ｍＭＧにおいても同様です。

　これまでｍＭＧを1000件を超える白斑で実施してきたことはすでにお伝えした通りですが、その過程でこの新療法に挑戦した患者さんには治療法に関する正確な情報と、その療法に伴うリスクについて、可能なかぎり丁寧に説明を行ったのは言うまでもありません。

　またその過程で白斑先生は、最新療法がゆえに患者さんが感じる不安や心配になることを率直に語ってもらいました。

「ｍＭＧを行うことで確実に色が出るか？」
「手術によるキズ跡が残らないか？」
「痛みはどの程度か？」
　そんな具体的な不安をぶつけてくる患者さんも多かったのですが、もっとも多くの患者さんが口にしたのは、カラダにメスを入れることへの漠然とした不安です。

患者さんの多くはmMGを検討する以前は光線による治療を受けてきました。光線療法にかける期待は大きかったと思いますが、長期間の忍耐に見合う治療効果をえることがない患者さんが大多数という現実があります。

　そこに異次元の治療効果がある新しい治療法が開発されたと聞けば、誰もが希望に胸を膨らませます。

Q「いったいどんな治療法ですか？」

A「ひと言でいうと、皮膚移植です」

Q「それって、手術ですよね？」

　光線療法という内科的な治療しか受けたことがない患者さんは、手術と聞いて、一瞬足がすくむ感覚を抱くのは当然です。

　前述したようにmMGは極小皮膚片の移植とはいえ、手術に違いはありません。手術と聞けば誰でも漠然と怖いイメージをもつものです。できることならカラダにメスを入れたくない、メスを入れずにすむのならそうしたい、当然の発想だと思います。

　白斑先生だって病気になれば患者さんと同じ立場になります。手術をせずに治せるなら、そうしたいと考える気持ちは理解できます。

では、なぜ白斑先生は患者さんが受け入れづらい皮膚移植という外科的療法に活路を見出そうとしたのでしょうか。

　もちろんそこには理由があります。前提として、序章で述べたように光線療法の限界が明らかになったことがあります。2万回を超える光線治療の膨大なデータから導き出されたのは、ある程度の症状改善が期待できるケースはあっても、白斑を解消するのは困難というのが白斑先生の結論でした。

　そこにもうひとつ、ある事実が明らかになります。1枚の解析写真がそれを教えてくれました。

白斑治療に皮膚移植が不可欠な理由

　色素細胞学を専門にする旧知のドクターが、最先端の解析技術（ドーパ反応）を用いて健康な皮膚と白斑部を比較できる精密な分析写真を見せてくれたのです。

　この写真は白斑先生の考え方を一変させました。白斑部の解析写真は、そこにメラノサイト（色素細胞）がまったく存在しない事実を示していました。（写真Ｘ２参照）

（ドーパ反応による解析写真）

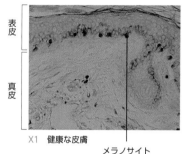

表皮

真皮

X1　健康な皮膚

メラノサイト

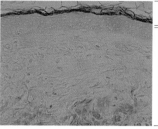

表皮

真皮

X2　白斑部位にはメラノサイトがない

　メラノサイトは通常、正常な皮膚の表皮の底に存在します。（写真X1参照）そして日常生活のなかで紫外線を浴びることでメラニン色素を生み出しています。人の健康的な肌色を生む原点です。

　それまで白斑先生は、白斑部にはメラノサイトがあるという前提で考えていました。免疫の暴走によって破壊されたり傷つけられたりしたとしても、一部のメラノサイトが残っていると想定したのです。

　そこに光線療法を施すことで、メラノサイトやその周辺の表皮や真皮、さらにはメラノサイトの基となるメラノブラスト（メラノサイトの赤ちゃん）に働きかけて活性化させ、それによって色素が生成され、白斑部に色が戻るという仮説を立てていました。

一方、色素再生がまったく起きないケースでは、光線治療を行っても傷ついたメラノサイトやその周囲の表皮・真皮ともに活性レベルが不十分なため色が戻らないと考えていたのです。

　ところが白斑部には、メラノサイトがまったく存在しないことが明らかになりました。この事実はなにを意味するでしょうか——。

　どうやら、メラノサイトの活性レベル、つまりメラノサイトがどれだけ正常な働きをしているかどうかの問題ではないのかもしれないと考えたのです。

　免疫の暴走がメラノサイトを破壊しただけでなく、一部の患者さんではメラノサイトを増殖させる仕組みまで破壊したのかもしれません。

　もしそうであるなら、その破壊された仕組みが再生しないかぎりメラノサイトは生まれず、白斑に色が戻ることもないことになります。

「ない」ものを「ある」と誤認して、その活性度を高めようと光線をいくら照射しても、まったく無意味ということになります。

　これってタネ（種）をまかずに芽が出るのを待っているようなものです。タネがそこにないなら植えてやるし

かないのではないか——。

　では、そのタネはどこから持ってきたらよいのだろう
——。

　白斑を発症していない健康な皮膚には、その仕組みが
しっかり残っています。これを利用しない手はないので
はないか——。

　これが皮膚移植を伴う療法の研究に着手する出発点に
なったのです。

　患者さんにとって、カラダにメスを入れるのはたしか
に受け入れづらいことかもしれません。

　勇気のいる選択にはなりますが、健康な肌色を取りも
どし、白斑という呪縛から一刻も早く抜け出すためには、
免疫の暴走によって破壊されたメラノサイトを生み出す
仕組みを移植するという方法を選択せざるをえないと考
えたのです。

幼いわが子の顔にメスを入れるのは……

　さて、この章でも具体的な症例を2つ紹介したいと思
います。

　この章の冒頭で記した、患者さんたちの多くが抱える

最新療法への不安に対する回答がいくつか見えてくるで
しょう。

　まず1例目は、ちょっと勇気のいる手術を頑張って乗
りこえた男の子、Ｄちゃんの事例です。
　白斑先生が初めてＤちゃんと出会ったのは2016年。
彼は4歳、幼稚園に通うやんちゃな男の子でした。看護
師として働くお母さんに伴われてやってきました。
　分節型白斑で、それほど大きくはありませんが、左眼
の下から、まぶた、まゆ毛、そして眉間にかけて白いま
だら模様が浮き上げっています。まつ毛とまゆ毛には白
毛も見てとれます。（写真Ｄ1）
　話を聞くと、発症したのは前年のことで、直後から某
私大医学部の大学病院で塗り薬による治療を受けていた
ようです。しかし症状はまったく改善せず、お母さんは
治らないかもしれないと諦めかけていたといいます。
　白斑先生は率直に話しました。
「外用薬（塗り薬）で白斑が治った例は聞いたことがあ
りません。お勧めするのはｍＭＧ（皮膚移植）です。光
線療法に比べてより確実だし、白斑に色素が戻るまでの
時間がなんといっても短い」と。

幼稚園に通う男の子・Dちゃんのケース

6歳／男性／分節型白斑　mMG実施対象：左まぶた周辺

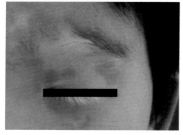
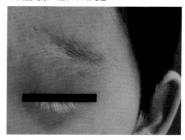

D1　mMGを行う直前の写真（2018年12月）。　D2　mMGから3カ月後に撮影。

表D

皮膚移植（mMG） 実施時期	移植皮膚片のサイズ		移植皮膚片の数
	直径	深さ	
2018.12	0.6ミリ	1.5ミリ	300個

　ただ、お母さんはこのとき皮膚移植を望まず、当初は光線療法による治療を選択しました。極小皮膚片の移植とはいえ、幼いわが子の顔にメスを入れることに抵抗感があったようです。それに痛い思いをさせるには、まだ幼すぎるとも言っていました。

「時間がかかっても、光線療法を」という選択でした。もちろん白斑先生がmMGを強要することはありません。事前の診察で詳しく説明したうえで治療法を決めています。

　それから約1年半、毎週2回、Dちゃんはお母さんと

いっしょに通院して、光線治療を受けました。幼い子なら誰だって病院に通うのは嫌いです。それでもお母さんは白斑先生の指示どおり息子に治療を続けさせました。もちろん嫌がるわが子を納得させるのに相当腐心したようです。

　目に見える成果が上がれば、Dちゃんもきっと喜んで通ったのかもしれませんが、そもそも分節型は汎発型に比べて光線療法の効果が出づらい傾向があります。

　1年半という時間を掛けましたが、おおざっぱに言って白斑全体の20％程度しか色素は再生しませんでした。

　ある日、お母さんから相談がありました。以前説明した皮膚移植について、もう一度話を聞きたいと。

　数カ月後に小学校入学が迫っていたのです。

「できれば小学校に上がる前に、治してやりたい」

　お母さんのわが子を思う率直な願いを聞いて、白斑先生もストレートに話をしました。

「顔面の白斑は皮膚移植で治ります。ただし、まつ毛とまゆ毛の白毛については確実に治るとは言えません」と。

手術のキズ跡を残さないために

　目の周りの移植手術は慎重にやらなければなりません。とくにまぶたの白斑にmMGを施すのは技術的にむずかしい。ドット孔をあけるときも、採取した正常皮膚片をこの孔に埋めこむときも、まぶたの皮膚がとても柔らかく、皮膚を固定するのが困難だからです。

　Dちゃんのケースでは、白斑の面積が小さいことに加えて、皮膚にかかる負担を極力小さくしたいので、mMGに使用する円筒形のメスは直径がもっとも小さい0.6ミリを選択しました。

　ちなみに、白斑先生はmMGの際に使う円筒状のメスのサイズ（直径）は4種類用意しています。

　もっとも小さいものから順に直径0.6ミリ、0.8ミリ、1.0ミリ、1.3ミリの4パターンです。

　基本的には大きな白斑には直径の大きなメスを、反対に小さな白斑には小さなメスをということになりますが、小さなメスと大きなメスにはそれぞれ一長一短があるので、そう単純に使い分けているわけではありません。

　直径が小さいほど、皮膚にかかる負担が小さくてすむ

ので、術後の仕上がりがきれいでなめらかです。大きな
メスを使うと反対に負担が大きいので手術のキズ跡が残
る危険性がわずかですがあります。

その一方で、直径の大きなメスによって採取された正
常皮膚片にはメラノサイトが多く含まれるので、術後の
色素再生がより確実でスムーズというメリットがありま
す。反対に小さいメスによって採取された皮膚片にはメ
ラノサイトが少ない分だけ色の出が安定しないリスクが
あります。

一般的に言って、顔の白斑のような、できるだけきれ
いな仕上がりが求められるケースでは直径0.8ミリのメ
スを、なかでもＤちゃんのような小さな白斑で、しかも
まぶたのような繊細なオペが望まれる特殊なケースでは
最小の0.6ミリを使います。

mＭＧのイメージを理解してもらうために2章では直
径0.8ミリのメスを使う際のドット状移植がどんなふう
に行われるかを簡単なイメージにして掲載しました。

ここでは直径0.6ミリ〜1.3ミリの4種類のメスを使
うと、それぞれがどんなイメージになるか比較する図を
見ていただくことにしましょう。

イメージの違いを比較してみよう

10ミリ四方の白斑にドット状に皮膚移植を行うと仮定した場合

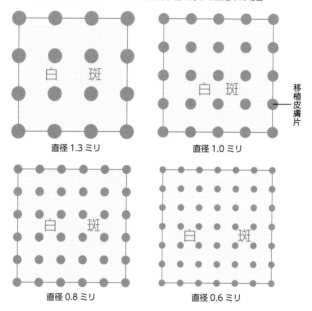

直径 1.3 ミリ

直径 1.0 ミリ

移植皮膚片

直径 0.8 ミリ

直径 0.6 ミリ

　図は10ミリ四方というとても小さな白斑にドット状の移植を行う場合を想定したものです。直径1.3ミリのメスを使うとわずか16個の移植ですみますが、これを0.6ミリに変更すると49個の移植片が必要です。

　小さなメスを使う分、移植片の数は増えざるをえません。写真D1で分かるようにDちゃんのケースはこんな小さな白斑ですが、必要な移植皮膚片は300個でした。

部分麻酔で痛みを軽減

　移植手術を行ったのは2018年12月。手術の予定が決まった当初、Ｄちゃんは怒っていました。やんちゃな姿は一切見せず、白斑先生に向けて"手術拒否"を無言で訴えていました。

　それでも幼いながらも、心配するお母さんの気持ちを思いやったのでしょう。オペ当日はやはり無言でしたが、口元をきっと結んでやってきました。

　部分麻酔で痛みはそれなりに軽減されます。大人であれば耐えられない痛みではありません。それは白斑先生が自分自身のカラダを実験台にして、この移植手術を受けて試しているのでわかります。とはいえＤちゃんは小学校に入る前の子どもです。初めて経験するであろう未知の痛みに震えていたはずです。でも、彼は逃げませんでした。

　写真Ｄ２はｍＭＧを実施から３カ月後のものです。おでこから眉にかけての白斑と目の下の白斑には色素が90％戻り、Ｄちゃんの肌色にほぼ馴染みはじめています。

ただ、事前にお母さんに説明したように、白毛に関しては現段階では解消は困難です。

　術後、幼稚園へ行くとＤちゃんは友だちに囲まれて、みんなから「治ったね！」「よかったね！」と声をかけられたと、お母さんはうれしそうに語っていました。

　その後、毎月２度ほど色素再生を維持するために通院してもらいました。ある日診察を終えるとＤちゃんは付き添ってきたお母さんに向かって「先に外へ出てて……」と声をかけました。怪訝そうな表情をして診察室を出ていくお母さんの背中を見送ると、なにやら改まって、ぶっきらぼうに言葉を吐き出しました。
「先生、ありがとう」と。

　うん、うん。臨床医としてはこれほどうれしいことはありません。でも、「先生こそ、ありがとうだ。よく頑張ったね」と返すのが精一杯でした。

皮膚移植への不安を安心にかえる方法

　最新オペ療法を実施するにあたって、「皮膚移植をやるからには100％色が出る方法を選んでほしい」という強い依頼を受けることがよくあります。

医者として"100％"を約束するのはできれば避けたいところですが、患者さんの必死な思いを考えると、そう無下にするわけにもいきません。

　もちろん色素再生に至る治癒率が99.7％ということは説明しますが、これはあくまで白斑先生のデータ上の数値にすぎません。1000人中の997人に色が出ても、自分が残りの3人のうちの1人になってしまったら、患者さん個人にとって治癒率は0％といっしょですからね。

　こうした強い要望があるケースでは、しばしばテスト的に小規模のｍＭＧを事前に行って、その結果を患者さん自身に確認してもらったうえで本移植を行うことがあります。

　序章で紹介したＢさんのケースがそうでしたね。次に紹介するＥさんの場合でも、やはりテスト移植を行ったうえで本移植を実施しました。

　症例写真（76ページ）をご覧ください。

　31歳の男性、Ｅさんです。2016年に分節型白斑を発症して、2年半にわたり地元の大学病院に通院しました。しかし症状はまったく改善せず、2019年の夏に白斑先生のもとを訪れました。

来院当時の写真がＥ１です。額の中央部から眉間を経て鼻筋の左サイドに、そして左ほおから上唇にかけて白斑を発症していました。

　ところでＥさんはとても慎重な性格で何事にも念には念を入れて行動するタイプでした。彼の場合も、当初は顔にメスを入れるのを躊躇しました。分節型ですが思いのほか光線療法の効果が出たこともあって、光線治療を続けたのです。

　迷いが生じたのは８カ月ほどが過ぎたころのことです。色素が再生するスピードが明らかに鈍ってきたからでした。

「やはり、皮膚移植をやるしか方法はないでしょうか……」とひとり言のようにつぶやくと、今度はしっかりした口調で、言葉をつなぎました。

「でも、移植を行うからには、白斑に100％色が戻る方法を選びたい」

　彼の強い要望を聞いて、白斑先生はＥさんに対して二つの提案を行うことにしました。

　一つは先ほど解説したテスト的な小規模のｍＭＧを実施することです。その結果が良好であればＥさんは安心

31歳／男性／分節型白斑　mMG 実施対象：左顔面

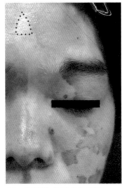

E1　初診時（2019年7月）
　　の白斑の状態

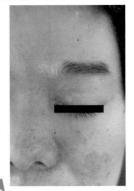

E3　mMG の本移植から
　　4カ月後の状態。

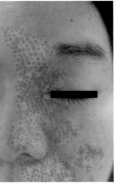

E2
mMG による本移植実施
（2020年8月）から4週
間経過した段階。

表E

皮膚移植（mMG）実施時期		白斑部の移植孔サイズ		移植皮膚片のサイズ		移植皮膚片の数
		直径	深さ	直径	深さ	
事前移植	2020.03	0.8 ミリ	1.8 ミリ	1.0 ミリ	1.5 ミリ	20個
本移植	2020.08	同	同	同	同	620個
					合計	640個

して本移植に進むことができます。

　写真E1の点線で囲った小さな白斑部分です。皮膚移植の有効性を確かめるために10ミリ四方にも満たないこの小さな白斑部に事前移植として20個ほどの小規模のmMGを行うことにしました。

　本移植のあと4週間後に撮影した写真E2を見てください。このテスト移植を行った部分の白斑は、この段階で完全に消え、Eさん本来の肌色にすっかり馴染んでいることが確認できると思います。

　Eさんはこの事前移植の効果を見極めたうえで、本移植を行うことを決めました。

より確実な色素再生を目指して

　Eさんに対して行ったもう一つの提案は、色素再生をより確実に近づける特別な方法でした。通常のmMGと比べると1.5倍のメラノサイトを白斑部に移植する方法です。

　話が少々長くなりますが、順を追って説明しましょう。

　mMGを実施するにあたり事前の準備として、移植を

行う白斑部の面積がどの程度あり、その白斑に対して健康皮膚片を総面積でどのくらい移植するか、そしてどんなサイズの皮膚片を何個移植すればよいかを検討する必要があります。

　現時点では、白斑部に移植する健康な皮膚片の総面積は白斑部の面積の7％から10％程度が最適と考えています。

　移植する健康な皮膚片の数を増やせば増やすほど移植されるメラノサイトの量もそれに比例して増えるから、よりスムーズな色素再生が実現すると感じるかもしれませんが、じつはそうではありません。

　移植する皮膚片の数を増やすということは、その分だけ皮膚に与えるダメージが大きくなります。色素の再生にプラスに働くとはかぎらないのです。

　7〜10％という比率はこれまでの臨床例から導き出した数字です。結果として移植した健康皮膚片の10〜15倍の白斑部に色素再生を広げることによって白斑を解消することになります。

　Eさんが皮膚移植を考えている白斑部の面積は約4500平方ミリメートル。先ほどお話しした移植比率（7〜10％）に基づいて計算すると315〜450平方ミリメー

トルの健康な皮膚片を移植する必要があります。

　一方、皮膚移植の手術に際して、4種類の直径の異な
る円筒状のメスを用意していることはすでに説明しまし
た。直径0.6ミリ、0.8ミリ、1.0ミリ、1.3ミリの4種
類でしたね。

　移植すべき総面積は前述のとおりですから、どのサイ
ズのメスを使うかによって、移植する皮膚片の数が決ま
ります。大きなサイズのメスを選択すれば移植する皮膚
片の数は少なくてすみます。反対に小さなサイズのメス
を選択すれば移植する皮膚片の数は多くならざるをえま
せん。

　このメスのサイズの選択と移植する皮膚片の数につい
ては、患者さんと相談して決めることにしています。色
素再生の確実性を重んじるか、それともどれだけきれい
に仕上がるのを重視するかなど、本人でなければ決めら
れない要素が絡む問題だからです。

　そしてもう一つ、皮膚移植の費用の問題も絡まざるを
えないからです。ちなみに皮膚移植の費用はおおむね移
植する皮膚片の数に応じて決まります。

美しさと確実性、両方を手に入れる方法

　1回のオペで可能な移植数は最大で1000個。患者さんのカラダにかかる負担と、オペを行う医師の集中力、また、移植する皮膚片の新鮮度を保つ時間的な制約などを考えあわせると、1000個以上はリスクが大きいと考えた方がよいでしょう。

　理想をいえばオペは1回で済ますのがベストです。

　2章で紹介したCさんのケースのように何回かに分割して移植を行うことも可能ですが、オペの時期が変われば同一の条件と環境で手術を実施できるとはかぎりません。

　患者さん本人の体調の変化や季節の違い、気温・湿度など、異なる環境でのオペになると、術後の色素再生とその仕上がり具合に変化が生じます。

　そうはいっても白斑部の面積が大きければ移植手術を何回かに分けざるをえません。その際は300個前後で行うのが妥当だと考えています。1〜2時間ですむので患者さんの負担も軽くすみます。

ＥさんのｍＭＧのケースでは、当初直径0.8ミリのサイズで約620個、これを分割せずに1回の手術で行おうと考えていました。しかし、事前の相談でＥさんから「確実な色素再生」を強く求められたことから、特別な工夫を施すことにしました。

　白斑部には直径0.8ミリの移植用の孔をあけ、そこに直径1.0ミリの健康皮膚片を移植する方法です。

　通常であれば白斑部にあけた直径0.8ミリの孔には直径0.8ミリの健康皮膚片を移植します。それを1.0ミリに変更することにしたのです。

　はたしてそんなことが可能なのでしょうか？　小さな穴にそれより大きなものを無理矢理押し込む？　もちろんそんなことはしません。じつは、この皮膚片はとても柔軟性に富んでいて、直径1.0ミリの皮膚片は直径0.8ミリの孔にツルンと入ります。

　この方法であれば皮膚片の数をいたずらに増やすことなく、メラノサイトの量を増やすことが可能です。したがって皮膚に与えるダメージも大きくなりません。

　直径0.8ミリと1.0ミリの皮膚片を比較すると、メラノサイトがある表皮の基底部の面積は1.5倍違います。メラノサイトの数は面積に比例するので1.5倍多いと想

定できます。その分だけ色素再生が起きるまでの時間が短縮され、しかもその後の色の広がるスピードが格段にアップすることがわかっています。

mMGの
実際の手順と
大切なポイント

皮膚の環境を整えることの大切さ

　さて、4章では最新オペ療法「mMG」を実際に行う際にいったいどんな手順で実施するかについて具体的に順を追ってお話しすることにしましょう。

　この最新オペ療法「mMG」の中心は、もちろんここまで解説してきた「極小皮膚片の自己移植」です。その移植手術の前段階や術後におこなう施術を含めて、一連の流れを把握することでより理解を深めることにしましょう。

　さて、本題に入る前に、ひとつお断りしておきたいことがあります。

「最新療法」は日々、改善の道筋を歩んでいるということです。この本の原稿を書いているあいだにも、白斑先生の目の前には改善すべき課題がいくつもあります。

　よりきれいな皮膚を取りもどすにはどうしたらよいか？　色素再生を100％に近づけるにはなにが必要か？　色素再生のスピードをもっと早めるにはどうしたらよいか？　いったん再生した色素を100％確実に維持・継続

するにはどんな施術が必要か、などなど、何年にもわたってトライ＆エラーを繰り返してきました。今後もそれが継続することになるでしょう。

　したがって最新オペ療法「mMG」は、定まった型で固定しているわけではありません。あくまで現時点での最新の療法であることをご理解ください。

　さて、そんなトライ＆エラーのなかから、大小さまざまな施術や工夫が誕生してきました。

　そのなかでもっとも大きな発見は、白斑部における皮膚環境を移植手術の前に整えることの重要性でした。

　皮膚環境を整えるなんて突然言い出されても、よくわかりませんよね。どういうことかというと、移植する健康な皮膚片に含まれているメラノサイト（色素細胞）や、メラノサイトを増殖させる仕組みが、移植後も元気に活動しやすいような環境を、移植手術を実施する前に準備することです。

　この事前に行う施術に白斑先生は「土台づくり」と名付けました。

　また、移植手術後も同様に、メラノサイトやメラノサイトを増殖させる仕組みが元気に働き、それを継続させ

るためには、光線を活用した施術が有効であることもわかってきました。この施術は「維持療法」と呼んでいます。

　いずれもmMGをはじめた当初はその大切さに気付かず、のちになって付け加えた施術です。この手術前の「土台づくり」と手術後の「維持療法」を含めて解説することにしましょう。

　なお、mMGの手順について次ページに一連の流れがひと目でわかるようにフローチャートにまとめました。これを参考に読み進めてください。

❶白斑部の「土台づくり」

　白斑部の「土台づくり」は、通常皮膚移植を行う1〜2週間前に実施します。

「土台づくり」は、植物を育てる際の「土壌改良」のイメージに似ています。土地に栄養が不足していたり、有害物質が混じったりしていたらお米も果物も満足に実りませんよね。

　本来、健康な真皮には主要な成分としてコラーゲンやエラスチンがふんだんに含まれています。ところが白斑部にはこれらが減少していることがわかっています。

　また、色が戻りはじめた白斑部を検査してみると、減

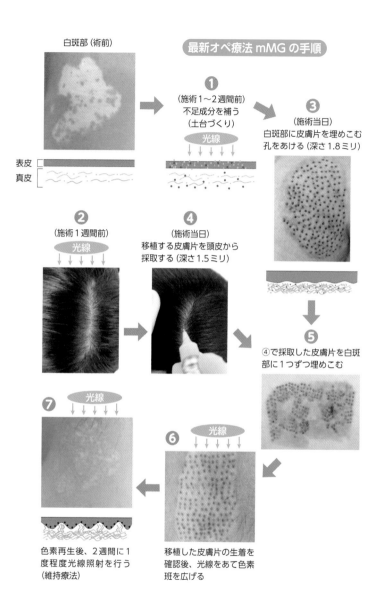

白斑部（術前）

最新オペ療法 mMG の手順

① （施術1〜2週間前）
不足成分を補う
（土台づくり）
光線

表皮
真皮

③ （施術当日）
白斑部に皮膚片を埋めこむ
孔をあける（深さ1.8ミリ）

② （施術1週間前）
光線

④ （施術当日）
移植する皮膚片を頭皮から
採取する（深さ1.5ミリ）

⑤ ④で採取した皮膚片を白斑
部に1つずつ埋めこむ

⑦ 光線

⑥ 光線

色素再生後、2週間に1
度程度光線照射を行う
（維持療法）

移植した皮膚片の生着を
確認後、光線をあて色素
班を広げる

少していたエラスチンやコラーゲンが元の状態に戻っていることも確認されました。

そこでこれらを補うために、白斑部の皮膚にレーザーを照射して皮膚の真皮まで届く極小の穴をあけ、これらを注入、封印します。

ただ、現時点ではこれらの成分がどのような役割を果たしているか、あるいは白斑とどんな関係があるのかについての詳細は分かっていません。あくまで仮説にすぎません。

ただ、事前にエラスチンやコラーゲンを補うことで、色素の再生がより早く、確実になったことは事実です。またカラーマッチングについてもより良好に仕上がることが実証されています。

❷皮膚片を採取する頭皮に光線を照射

移植手術の1週間ほど前に、皮膚片を採取する頭皮に光線照射を行い、メラノサイトやメラノサイトが増殖する仕組みのより活性化を促します。

この皮膚移植には、頭部から採取する皮膚片がもっとも有効であることについては2章で説明しました。この手順は元気なメラノサイトをさらに活性に導くためのも

のです。

❸白斑部に皮膚片を埋めこむ孔をあける

　皮膚移植の当日――。まずマシン（高速回転する円筒
形のメス）を用いて白斑部に極小皮膚片を埋めこむ孔を
ドット状にあけます。深さは1.8ミリです。71ページに
掲載したドット状のイメージ図を思い出してください。

❹移植する皮膚片を採取する

　マシンを用いて健康で正常なメラノサイトを含む極小
皮膚片を頭皮から採取します。深さは1.5ミリ。③であ
けた孔の深さ1.8ミリより0.3ミリ短く設定しています。
その理由は前述したとおり、同じ深さだと剥がれ落ちや
すいからです。

　ところで頭皮は毛髪に保護されていてメラノサイトは
元気かもしれませんが、いざ極小の皮膚片を採取しよう
とすると、毛髪が邪魔です。

　白斑先生が極小皮膚片の移植用に開発したマシンは、
極細のストロー状のメスが1秒間に700回転して、皮膚
片を瞬時に切り取ります。ちょっと手元が狂っただけで
髪の毛を巻き込んでしまうのです。

また、髪の毛に覆われて見えづらいために採取する皮膚片に毛根が混じることも起きます。そうすると移植後に毛髪が生えてくる可能性があります。

　そこで当初は髪の毛の一部を剃り、毛根を避けて皮膚片を採取したのですが、これが患者さんにはいたって評判が悪いのです。

　2週間もすれば毛髪は生えてくるのですが、それでも女性の患者さんはとくに嫌がります。それはそうですね。髪は女性の命なのですから。

　そこで考えました。髪を剃らずに皮膚片を採取する方法はないかと――。

　この技術の習得には時間と労力を要しました。でも、できたのです。これは白斑先生とチームを構成する医療スタッフのおかげといっていいかもしれません。

　とくに髪の大切さを理解する女性のスタッフがよく頑張ってくれました。髪の毛を目の細かい櫛で丁寧に分けながら、髪の毛と髪の毛の間のわずかな隙間から微細な皮膚片を採取します。それも素早く、時間をかけることなく。

❺採取した皮膚片を白斑部の孔に埋めこむ

④で採取した皮膚片を③であけたドット状の孔にひとつずつ埋めこみます。

ヒトの皮膚の構造を単純に表すと、次ページの図で分かるように二重構造になっています。

皮膚の表面は「表皮」といい、表皮細胞が密の状態でぎっしり詰まっていて、太陽光や熱、外傷などからカラダ全体を守っています。

そして、健康な皮膚の場合、表皮のいちばん深いところ、底の部分にメラノサイトがポツンポツンと存在します。

このメラノサイトが日常生活の中で太陽光の紫外線を浴びるとメラニン色素を生み出して、あなた固有の自然で健康的な肌色を生んでいます。

この表皮の内側に二層目の「真皮」があります。表皮と違ってゆるやかな構造で、その中を血管や神経が走り、先ほど触れたエラスチンやコラーゲンといった成分がたっぷり含まれています。

この真皮の内部に毛包があり、ここでメラノサイトの赤ちゃん（メラノブラスト）が作り出され、これが分

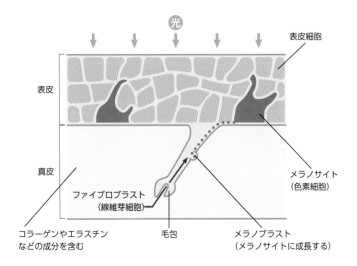

ヒトの皮膚の仕組み

光

表皮細胞

表皮

真皮

メラノサイト
（色素細胞）

ファイブロブラスト
（線維芽細胞）

コラーゲンやエラスチン
などの成分を含む

毛包

メラノブラスト
（メラノサイトに成長する）

化・増殖しながら、表皮の底まで遊走しメラノサイトに
成長。メラニン色素を生み出して皮膚に色を着けるとい
われています。

　皮膚移植用に採取された深さ1.5ミリの皮膚片は、こ
の二層構造の真皮まで届くものです。したがって表皮の
底にあるメラノサイトや、真皮にあるメラノサイトを生
み出す仕組みまでを含んでいます。

❻移植した皮膚片が生着後、光線を照射

　白斑部に移植した皮膚片が生着したことを確認したらこの患部に光線を照射します（移植から5日程度後）。

　移植されたばかりのメラノサイトやメラノサイトが増殖する仕組みが正常に働きはじめるのを促すためです。

　早い人ではこの1週間足らずのあいだにドットとドットの隙間に残る白斑に色が広がりはじめます。

❼光線を活用した「維持療法」

　色素が再生し白斑が解消したあと、再生した色素を維持し白斑の再発を防ぐのに光線照射がとても有効であることがわかってきました。

　理想をいえば2週間に1度程度の頻度で光線治療を受けるのが望ましいでしょう。

　白斑が解消したのにいったいなぜ光線治療を受けつづける必要があるのでしょうか。読者が疑問に思うのは当然です。

　それは白斑を引き起こす“体質”が改善されたわけではないからです。白斑の症状はmMGによってたしかに解消しました。

　でも免疫機能が暴走する体質が改善されたわけではな

いことを忘れてはいけません。

　これはとても残念なことですね。でも正しく理解することはもっと大切です。

　医学はさまざまな分野で目をみはる進歩を遂げていて、それこそ難病といわれる病気がいくつも克服されるようになっています。

　しかし、その一方で、人間のカラダは"小宇宙"と表現されるように、その複雑な仕組みや働きが解明されていないことが山ほどあります。

　皮膚もその一つです。皮膚なんて単純な構造と思うかもしれませんが、表皮と真皮、そしてメラノサイトや毛包がそれぞれどんな相互作用のなかでどんな仕組みを形作り、またどんな環境の中で正常に働いているのか、それらの詳細はいまだ未知の世界なのです。

　カラダにメスを入れる決断をしてまで行うmMGですから、ようやく手に入れた健康で自然な肌色はぜひとも大切にしてほしいと思います。

　症状が解消すると、誰もが楽観的になって通院しつづけるのが億劫になるものです。くれぐれも慎重な姿勢を貫いてほしいものです。

全身に広がる汎発型白斑のmMG

さて、本書では紙幅が許すかぎり多くの症例を紹介したいと考え、ここまで症例を5つほど紹介してきました。理屈ばかりを並べ立てるより実際の治療に即して説明した方がはるかにわかりやすいと思うからです。

4章でも一人の患者さんの事例を紹介したいと思います。Fさん、74歳女性の皮膚移植のケースです。

彼女の症例をここで紹介するのには、もちろんそれなりの理由があります。

彼女は汎発型の白斑を発症していて、顔や喉、手の甲に背中など、ほぼ全身に大小の白斑が点在していました。Fさんはそれらの白斑に順次mMGを行う決断をしたのです。

先ほど触れた「土台づくり」や「維持療法」を織り込んだmMGの実施例として貴重な症例となったといっていいでしょう、

今回はそのすべてを紹介するスペースはないので、前半に行った5カ所、5回にわたるmMGについてお話ししたいと思います。

複数の白斑に計画的 mMG を行った女性・F さんのケース

74歳／女性／汎発型白斑

mMG 実施対象：白斑①右ほお　写真 F1～2
白斑②左ほおから下あごにかけて　写真 F3～6
白斑③右耳下から下あごにかけて　写真 F7～8
白斑④左えり元　写真 F9～10
白斑⑤右手甲　写真 F11～12

表F1

実施時期	対象	白斑①	白斑②	白斑③と④	白斑⑤	移植皮膚片のサイズ 直径	深さ	移植皮膚片の数
2019	11.08	土台づくり						
	11.22	mMG(1)				0.8ミリ	1.5ミリ	200個
	12.21		土台づくり					
2020	01.29	mMG(2)				1.0ミリ	1.5ミリ	196個
	02.27			土台づくり				
	03.18		mMG(3)			0.8ミリ	1.5ミリ	554個
	04.09				土台づくり			
	05.26		mMG(4)			1.0ミリ	1.5ミリ	360個
	06.23				mMG(5)	1.0ミリ	1.5ミリ	370個
							合計	1680個

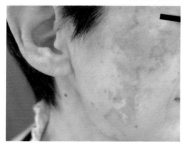 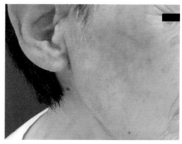

F1　mMGを行う直前の白斑①の状態。

F2　2回に分けてmMGを実施（2019年11月と2020年1月）。そこから9カ月後に白斑は解消。

表F2

mMG 実施対象	皮膚移植（mMG） 実施時期		移植皮膚片のサイズ		移植皮膚片の数
			直径	深さ	
右ほお	第1回（1）	2019.11	0.8ミリ	1.5ミリ	200個
	第2回（2）	2020.01	1.0ミリ	1.5ミリ	196個

　Fさんが行ったmMGを時系列に沿って一覧表に整理しました（表F1）。また症例写真（F1〜12）もあわせて掲載したので、まずそれらをご覧ください。

　2019年11月から翌2020年6月までの8カ月間で5カ所におよぶ白斑を対象にしてmMGを行っています。そしてそのすべてで「土台づくり」を事前に実施しました。

　最初の白斑①（右ほお）については移植手術の2週間前に「土台づくり」を行っていますが、それ以降は「土

Fさんが行ったmMG（3）

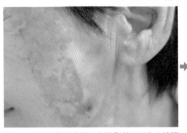 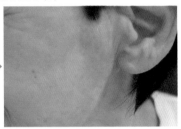

F3　mMGを行う直前の白斑②（左ほお）の状態。　　F4　mMG実施後7カ月。

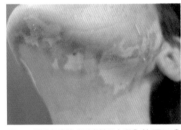 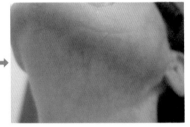

F5　mMGを実施する直前の白斑②（左下あご）
　　の状態。

F6　mMG実施から7カ月後。

表F3

mMG実施対象	皮膚移植（mMG）実施時期	移植皮膚片のサイズ		移植皮膚片の数
		直径	深さ	
左ほおから下あごにかけて	2020.03	0.8ミリ	1.5ミリ	554個

台づくり」から移植手術までの期間を2～3カ月あけて
いることがわかると思います。

　通常、土台づくりは皮膚移植の1～2週間前に行うと
先ほど書きましたね。それよりはるかに長い時間を空け
たことになります。

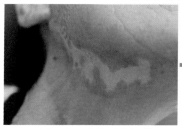

F7　mMGを実施する直前の白斑③の状態。

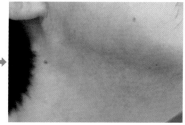

F8　mMG実施から5カ月後。

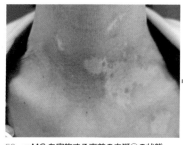

F9　mMGを実施する直前の白斑④の状態。

F10 mMG実施から5カ月後。

表F4

mMG実施対象	皮膚移植（mMG）実施時期	移植皮膚片のサイズ		移植皮膚片の数
		直径	深さ	
右耳下から下あごにかけて／左えり元	2020.05	1.0ミリ	1.5ミリ	360個

　この間、Ｆさんには土台づくりを行った上から光線治療を頻繁に受けて、土台づくりの効果をより高めてもらうことにしました。

　このようにあえて時間をかけ、皮膚環境の整備に取り組んだ理由は、汎発型の白斑ならではのいくつかの特徴

Ｆさんが行ったmMG（5）

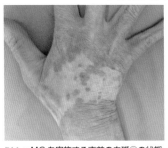

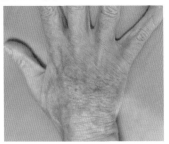

F11 mMG を実施する直前の白斑⑤の状態。　F12 mMG を行ってから４カ月後。

表F5

mMG実施対象	皮膚移植（mMG）実施時期	移植皮膚片のサイズ		移植皮膚片の数
		直径	深さ	
右手甲	2020.06	1.0ミリ	1.5ミリ	370個

に対応する必要があったからです。

　まず、ｍＭＧにおいて汎発型は分節型に比べて色の出が悪く、スピードも遅いという現実があります。

　現在白斑治療の主流となっている光線療法では、逆でしたね。汎発型より分節型の方が効果が出づらいとお伝えしました。いったいなにが影響してそうした差が出るのかはわかっていません。

　また、汎発型では治療を施している白斑だけでなく、他の部位の白斑についても目配りをしながら治療を進める必要があります。

なぜかというと、複数の白斑の部位が相互に干渉しあうような状況がしばしば生じるからです。つまり一つの白斑治療を進めていると、ほかの白斑にその影響が出るということです。

　良い方向に影響が出るケースもあれば、反対に悪い方向に出るケースもありますが、どちらかといえば、別の白斑に好影響を与える方が多い印象です。

　たとえば顔の白斑に皮膚移植を行ったら、首の白斑の進行が止まったり、小さくなったりというケースがあります。

　まれに反対のケースもあります。腕の白斑の治療を行ったら、すでに治療が終わり白斑がおおむね解消した肩の白斑が再拡大したようなケースもありました。

　もう一つ付け加えると、「土台づくり」を行うだけで、白斑の広がりが収まったり、縮小したりしたこともありました。

　こうした事情から、汎発型白斑の場合は、「土台づくり」にしろ「移植手術」にしろ、より時間をかけて周囲の白斑の様子もしっかりチェックしながら慎重に進める必要があります。

「美しくなりたい！」という強い気持ちが大切

　実際、Ｆさんのケースでは、ｍＭＧを順次進めていくあいだに、ほかの白斑によい影響を与え、好循環を生んだと感じています。

　5回におよぶｍＭＧのそれぞれ実施前と実施後の写真で、その治療効果を確認してみてください。

　どのケースを見ても、ほぼ完ぺきに白斑が解消したといって間違いはないでしょう。

　こうした好結果を生んだ要因をひとつあげておきましょう。ちょっと精神論に傾きすぎという指摘を受けるかもしれませんが、それを覚悟のうえで申し上げることにしましょう。

　乱暴な言い方になりますが、男性に比べて女性の方が良好な治療効果を得やすい傾向にあります。

　これはひとえに女性の方が、「白斑を治したい！」、「きれいな皮膚を取りもどしたい！」、「美しくなりたい！」という思いを、はるかに強く持っているからだと考えています。

　そこにＦさんのマメさというか、真面目さが加わって、

mMGを行って色素再生が相当に進んだ後も、週に2回どころか時には毎日のように通院してきて光線による維持療法を受けていました。

　治療にかけるこうした強い気持ちが、色素再生が比較的困難とされる手の甲の白斑についても、写真F11〜12にあるような好結果をもたらしたと考えています。

【白斑治療に関する悩み相談】

40年以上放置した白斑は治るでしょうか？

（62歳／男性／汎発型）

　顔に両腕、背中、足の甲など、カラダのいたるところに白斑があります。いつ頃からか……もう記憶が定かではありません。幼い頃、気が付いたら白斑があったという感じです。

　20代のころ病院へ通ったこともありました。でも、白斑は治らないと医者に言われたので、すっかりあきらめていました。40年以上も放ったらかしです。この年齢になって、いまさらとは思うけれど、治るでしょうか？

白斑先生の回答

　まず、治らないという先入観を捨ててください。

　それから、最新のｍMG療法では「長期間放置」がネガティブな要素として影響したケースに出会ったことはありません。

　ただ、光線療法の場合は、発症から年数を経てしまうと色が戻りずらいという傾向があります。

　相談者の言葉から判断すると、汎発型の白斑と推測し

「発症したのははるか昔……」という女性・Gさんのケース

62歳／女性／汎発型白斑　mMG 実施対象：首筋（うなじ）

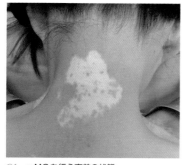

G1　mMG を行う直前の状態。

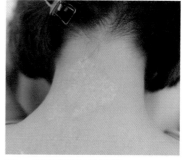

G2　mMG 実施後2カ月の状態。

表G

皮膚移植（mMG）実施時期	移植皮膚片のサイズ		移植皮膚片の数
	直径	深さ	
2019.04	1.0ミリ	1.5ミリ	300個

ますが、相談者と似た状況の患者さんの事例が汎発型と分節型、それぞれひとりずつ紹介しましょう。

　ひとりは相談者と同様に、発症時期を覚えていないという女性Gさんです。長年汎発型の白斑に苦しんできて、うなじや耳の周囲、肩、背中など広範に白斑が広がっていました。

　2015年から19年にかけて4年弱、白斑先生のもとで光線療法を受けました。多くの患者さんがそうであるように、移植手術後のキズ跡がどうなるか不安で、光線療

法を選択したのです。しかし、光線治療の効果は薄く、いっときは白斑が小さくなっても、そのペースが遅くなったり、再拡大したりで一進一退を繰り返していたのです。

mMGを決断したのは2019年のことです。Gさんは62歳になっていました。

白斑先生が行った症例が1000例に近づきつつあり、キズ跡への不安がほとんど解消したことで、皮膚移植に踏み切ったのです。

mMGを行ったのはうなじ部分です。移植前の写真G1と移植後2カ月のG2を見てください。白斑のすべてが解消したわけではありませんが、約90％に色素が戻っていることがわかると思います。

もうひとりは、46歳になる女性Hさんです。この方は分節型白斑で顔の右サイド、鼻筋からほおと上唇にかけて白い斑紋が広がっていました。

発症は16歳のときといいますから、ちょうど30年が経過していました。

彼女の場合は半年ほど某大学病院で治療を受けたのですが、そこで皮膚移植による治療法があることを知り、

白斑を30年放置した女性・Hさんのケース

46歳／女性／分節型白斑　mMG実施対象：右顔面

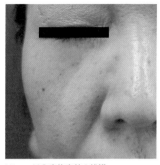
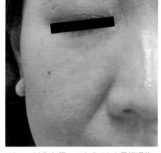

H1　mMG実施直前の状態

H2　mMGを行ってから11カ月経過後

表H

皮膚移植（mMG） 実施時期	移植皮膚片のサイズ		移植皮膚片の数
	直径	深さ	
2019.12	0.8ミリ	1.5ミリ	666個

白斑先生の病院を訪れたのです。2019年10月のことです。すぐにmMGのスケジューリングを行い、2カ月後の年末に実施しました。

　写真H1は初診時、H2は11カ月後のものです。1年近く時間が経過していることもありますが、色が戻った白斑部と周囲の健康な皮膚がほとんど区別できないほどマッチしていることがわかると思います。

　GさんとHさんのケースはともに、発症から相当年数

が経過した症例です。発症から1～2年というような比較的新しい白斑と比較して色素再生の質やスピードに問題が生じることはないと考えてよいでしょう。

母親からの相談「中学生の長女が白斑に……」

（14歳／女性／汎発型）

長女が小学校5年のときに白斑を発症。いま中学2年です。耳の後ろからうなじにかけてと、背中から腰にかけて大きな白斑があります。

近くの皮膚科や大学病院などに通院させました。ここ一年は光線療法と内服薬を続けていますが、改善はありません。

いま診ていただいている先生は、「治るかどうかは個人差が大きいので……」と言うばかりです。

なによりも快活だった娘が、表情の乏しい子になってしまったのが、本当につらい。

夫とは、どこの病院に通わせるとか、治療効果があった、なかったでしょっちゅうもめています。それを横目で見ているからでしょう。最近は次女まで口数が少なくなってしまいました。

　お嬢さんは白斑治療と並行して、心の問題をケアする必要がありそうですね。最近皮膚科専門医のあいだで白斑治療と並行して心のケアが大切だという認識が広まってきました。

　汎発型であれば本来ナローバンドなど光線治療が効果的なはずです。しかも発症からわずか3年。たしかに個人差はありますが、まったく色素再生がないようなら病院を変えるのも選択肢のひとつです。

　それに内服薬で治ったというのも聞いたことがありません。まずはお住いの地域から距離を広げて医療機関の情報を集めてください。

　ただし、光線療法に過大な期待は禁物です。とにかく時間がかかります。中学生のお嬢さんなら一刻も早く治してあげたいですね。皮膚移植についても検討されることをお勧めします。

　病状が少しでも改善に向かえばお嬢さんの気持ちも前向きに変わるはずです。3章で紹介したDちゃんも、症状が改善するにしたがって、みるみる元気になって、かつてのやんちゃ坊主の姿を取り戻しました。

光線療法を続けて6年…、もう治らないかも？

（68歳／女性／分節型）

　68歳になる女性です。光線療法をはじめてもう6年以上になります。うなじから肩にかけて広がる白斑のだいたい五分の一くらいに色が戻っています。

　行きつ戻りつなので、とにかく忍耐あるのみと自分に言い聞かせて、頑張ってきました。

「皮膚移植という方法もあるよ」とお医者さまが奨めてくださいますが、移植なんてとても怖くて……。でも、あまりに時間がかかるので、いったいいつになったら治るのかと不安になり、悩み始めるともうどうしたらよいかわからなくなってしまいます。

白斑先生の回答

　質問者とよく似た状況にいる患者さんがいるので紹介しましょう。現在72歳の女性Jさんです。

　彼女が白斑先生のもとを訪れたのは2013年のことです。その後7年という長い年月を費やし、しかも週に2度、光線治療に通いつづけました。その結果、色素再生が60％程度進みました。写真J1～2でその様子がわか

ると思います。光線療法でここまで色が戻るケースはきわめて稀です。

4章の終わりに、男性より女性の方が順調に色素再生が進むことが多いと書きましたが、覚えていますか？

これはもうひとえに、女性の方が「白斑を治したい！」という気持ちが強く、それがマメに光線療法に通わせる原動力になっているからといっていいでしょう。

しかし、Ｊさんの心中は穏やかではありません。

あと残り半分弱、もう少し頑張ろうという思いもありますが、色の出方は光線療法を始めたころと比べるとはるかに遅くなっています。

「ここからさらに何年かかるか……」

72歳という年齢を考えると、気持ちが落ち込むことが多くなったといいます。

いつまでも時間をかけていい年齢ではないような気がして、ある日、思い切ってご主人に相談します。

「もう治療をやめようと思う」

さんざん悩んで出した結論でした。

そうしたら、ご主人から思いがけない助言を受けたそうです。

「あなたが怖い、怖いと言っていた皮膚移植、思い切っ

光線療法に7年を費やした女性・Jさんのケース
72歳／女性／分節型白斑　mMG 実施対象：右首筋

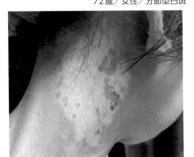

J1　初診当時（2013年）の白斑の状態

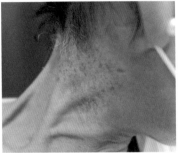

J3　mMG 実施から2カ月後。

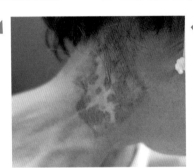

J2　7年以上光線療法を継続。mMG を受ける
　　決断をした時点の白斑の状態。

表J

皮膚移植（mMG） 実施時期	移植皮膚片のサイズ		移植皮膚片の数
	直径	深さ	
2020.07	1.0ミリ	1.5ミリ	200個

てトライしてみたらどうだろう。"時間を買う"という発想で……」

　白斑先生は以前から、「ｍＭＧなら数カ月で色が戻りますよ」と伝えていたのですが、どうやらＪさんはそれをご主人にも話したようです。

「時間を買う」──。このご主人の発想が彼女の人生を劇的に変えることになったのです。

　白斑がいつも気になるから一日に何度も鏡に向かいます。色が出た、出ないで一喜一憂。毎度化粧には時間がかかります。

　そんな毎日から彼女は解放されたのです。いつもうつむき加減だった彼女の背筋がすっと伸びたのです。

　ｍＭＧは保険適用外ですから自費診療です。たしかに安くはありません。でもＪさんの術後の写真Ｊ３を見るとわかるように、わずか２カ月で７年かけた色素再生を上回りました。

　ご主人が指摘された通り、まさに"時間を買う"選択だったといってよいのではないでしょうか。

皮膚移植の費用負担を減らしたいのですが……

（30歳／男性／汎発型）

白斑先生の回答

ｍＭＧはたしかに保険適用外です。したがって費用は全額自費で賄わなければなりません。

したがって、ｍＭＧを行うのは顔や首、手など、ふだん露出する機会が多いところに限定して行う患者さんが多くなるのは無理もありません。

背中や腹部、下肢などふだん隠れている部位や、こうした部位にありがちな面積の大きな白斑はどうしても後回し、優先順位が低くなりますね。

現時点で費用を抑える可能性があるとしたら、ひとつだけです。

読者の多くはなんらかの医療保険に加入していると思

います。契約内容の詳細を一度チェックしてみてください。チェックすべきポイントは医療費の給付対象となる疾病と治療内容です。

　保険会社によって使われている用語が異なるかもしれません。たとえば手術給付金特約のなかに給付対象となる手術の種類が明記されていると思います。そのなかに「全層植皮術」もしくは「皮膚移植術」が含まれていれば、mMGによる治療を受けたときに手術給付金が支給される可能性があります。

　保険会社によって仕組みが異なると思いますので、詳しくは加入している保険会社に問い合わせて正確な情報を入手するようにしてください。

1 榎並寿男、廣部知久、他：光線プラスミニグラフト療法が有効だった小児白斑10例、「日本皮膚科学会雑誌」Vol. 130 p.51～52　2020年

2 榎並寿男、廣部知久、他：光線＋mMGで優秀な色素再生を得た成人白斑20例、および白斑部の組織化学的所見「日本皮膚科学会雑誌」Vol. 130 p.55　2020年

3 榎並寿男、廣部知久、他：尋常性白斑の本格的治療法、「日本皮膚科学会雑誌」Vol. 130 p.247　2020年

4 榎並寿男、廣部知久、他：尋常性白斑の本格的治療法(II)、「日本皮膚科学会雑誌」Vol. 130 p.629　2020年

5 T. Hirobe, H. Enami: Melanoblasts but not melanocytes decrease in number in human epidermis of idiopathic guttate hypomelanosis, Dermatol Sinica, 36: 131-135, 2018.

6 T. Hirobe, H. Enami: Excellent color-matched repigmentation of human vitiligo can be obtained by mini-punch grafting using a machine in combination with ultraviolet therapy, Dermatol Sinica, 36: 203-206, 2018.

7   T. Hirobe, H. Enami: Activation of melanoblasts and melanocytes after treatment with monochromatic excimer light and narrow band-ultraviolet B of skin of vitiligo patients, Int J Dermatol, 58: 210-217, 2019.

8   T. Hirobe, H. Enami: Histochemical study of the distribution of epidermal melanoblasts and melanocytes in Asian human skin. Skin Res & Technol, 25: 299-304, 2019.

9   T. Hirobe, H. Enami, et al.: Elastin fiber but not collagen fiber is decreased dramatically in the dermis of vitiligo patients, Int J Dermatol, 59: e369-e372, 2020.

10 T. Hirobe, H. Enami, et al.: The human melanocyte and melanoblast populations per unit area of epidermis in the rete ridge are greater than in the inter-rete ridge, Int J Cosm Sci, 43, 211-217, 2021.

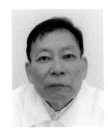

榎並寿男（えなみ・ひさお）

日本皮膚科学会認定・皮膚科専門医、再生医療認定医、新宿皮フ科院長、ネオポリス診療所理事長、医学博士。

1947年、岡山県生まれ。名古屋市立大学医学部卒業、同大学院修了。

79年、三重県にネオポリス診療所を開設。以後、名古屋、桑名、名張市などに皮膚科を中心としたクリニックを開く。光線療法に関する研鑽に努め、2006年には東京・市谷に国内初の白斑専門治療院「市ヶ谷皮フ科 日本白斑センター」を開設、2008年、東京・新宿に移転し「新宿皮フ科」と改称した。白斑治療に関して国内屈指の実績をもつとともに、最先端療法の開発に意欲的に取り組んでいる。主著に『白斑はここまで治る』（アールズ出版／2006年）、『白斑はここまで治るⅡ』（同2008年）がある。

白斑は99％治る！
光線療法から外科的療法に転換
白斑先生の最新オペ療法mMG

2021年11月30日　初版第1刷発行

著　者―――榎並寿男

発行者―――森　弘毅

発行所―――株式会社 アールズ出版
　　　　　　東京都文京区春日2-10-19-702　〒112-0003
　　　　　　TEL 03-5805-1781　FAX 03-5805-1780
　　　　　　http://www.rs-shuppan.co.jp

印刷・製本―――中央精版印刷株式会社

©Hisao Enami, 2021, Printed in japan
ISBN978-4-86204-304-7 C0077

乱丁・落丁本は、ご面倒ですが小社営業部宛へお送りください。
送料小社負担にてお取替えいたします。